AF457766

DES

ACCIDENTS DE LA DÉLIVRANCE

APRÈS L'AVORTEMENT

ET APRÈS L'ACCOUCHEMENT

PAR

Barthélemy BRUN,

DOCTEUR EN MÉDECINE DE LA FACULTÉ DE PARIS,
Ancien interne de la Maison nationale de Charenton,
Professeur libre d'accouchements.

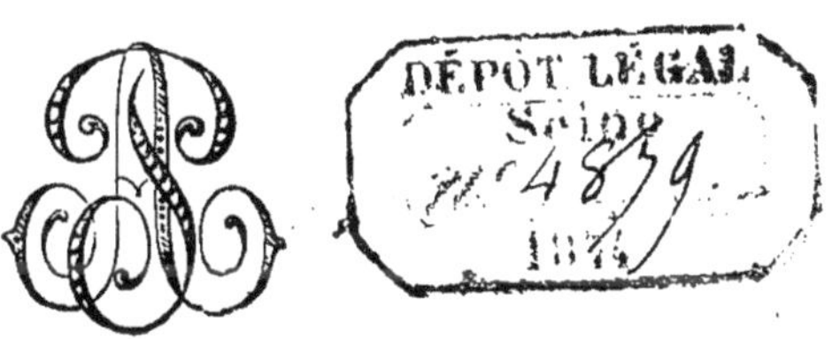

PARIS
A. PARENT, IMPRIMEUR DE LA FACULTÉ DE MÉDECINE
RUE MONSIEUR-LE-PRINCE 29, 31.

1874

DES

ACCIDENTS DE LA DÉLIVRANCE

APRÈS

L'AVORTEMENT ET APRÈS L'ACCOUCHEMENT

« La femme qui avorte est plus difficilement délivrée de l'arrière-faix que celle qui accouche à terme.. ....

Il en arrive de même qu'aux fruits, qui se détachent et tombent de l'arbre quand ils sont mûrs, et qui, au contraire, en sont difficilement séparés, quand ils sont verts.»

MAURICEAU.

I. Après l'avortement.

De même que l'accouchement, l'avortement a ses dangers; mais tandis que le premier offre ses complications les plus graves pendant le travail, l'avortement les présente pendant la délivrance. Cette période est la seule qui, dans l'expulsion d'un fœtus avant six mois, mérite l'attention de l'accoucheur, et provoque toute sa sollicitude. L'hémorrhagie est la compagne presque inévitable de l'expulsion de l'embryon dans l'avortement. Mais on peut toujours s'en rendre maître. Il n'en est pas de même des complications qui peuvent suivre.

Le danger est parfois imminent, l'on a à parer à des éventualités multiples, et les ressources dont on dispose sont quelquefois d'une difficile exécution.

On est généralement porté, dans le monde surtout, à voir peu de danger dans l'avortement des premiers mois. La femme, dit-on, ne rend qu'un caillot. Excuse banale, soit dit en passant, des femmes qui veulent se faire avorter. Cette croyance est fondée jusqu'à un certain point.

En effet, il en est de l'avortement comme de l'accouchement à terme. Lorsque tout se passe bien, l'intervention de l'art est à peine nécessaire. Cela est si vrai que l'on voit des femmes avorter, sans cesser, pour ainsi dire, de vaquer à leurs occupations. Mais à la moindre anomalie le danger surgit, presque toujours redoutable.

Au début de la carrière médicale, on a généralement peu d'expérience en ce qui concerne les avortements. On ignore surtout quel doit être l'aspect, le volume, la consistance, l'organisation physique, en un mot, de l'arrière-faix. Peu volumineux, souvent en lambeaux, ou masqué par des caillots, il est presque toujours jeté, lorsque une complication demande le secours du médecin. Aussi nous attacherons-nous à décrire ce que la femme doit expulser aux diverses périodes de la grossesse, lorsqu'une cause fortuite vient en interrompre le cours, et amener l'expulsion prématurée du produit de la conception.

Après avoir décrit l'évolution normale de la fausse couche à chaque époque de grossesse, nous décrirons les complications qui peuvent la suivre.

Cette partie de la science obstétricale a été savamment traitée dans un travail de M. Guéniot (Bulletin de thérapeutique, 1867). Nous y puiserons largement, éclairant ainsi de ses lumières l'insuffisance de notre expérience personnelle.

Nous diviserons notre travail en trois périodes :

1° Complications de l'avortement jusqu'à deux mois et demi de grossesse, époque où le placenta est distinct.

2° De deux mois et demi à quatre mois et demi, époque où le placenta est complètement organisé et où l'embryon passe à l'état de fœtus.

3° De quatre mois et demi à six mois.

PREMIÈRE PÉRIODE.

Il n'y a pas d'avortement sans perte. Elle est la condition nécessaire de l'expulsion de l'œuf. En effet, à cette époque, selon l'heureuse expression de M. Pajot, l'œuf est placenta partout. Or, ce placenta se décolle avant la sortie de l'embryon, et, tant que l'utérus sera plein, son retrait impossible ne saurait obturer les vaisseaux béants. La faiblesse contractile de l'organe, le peu de ramollissement du col, la nécessité de sa dilatation dans toute sa hauteur, tout cela explique surabondamment la longueur du travail, on peut même observer une véritable intermittence. M. Guéniot en rapporte une intéressante observation. Il semble que l'utérus, épuisé par ses efforts prématurés, ait besoin de reprendre haleine pour recommencer son œuvre.

L'hémorrhagie pendant l'avortement n'est donc une complication qu'autant qu'elle est grave. C'est un phénomène fatal, inévitable; et, à part quelques cas exceptionnels, où le fœtus est mort depuis longtemps, elle ne fait jamais défaut.

Jusqu'à deux mois et demi, l'œuf est le plus souvent expulsé intact. Quelquefois aussi, il se rompt à son passage à travers le col circonstance défavorable qui retarde la délivrance Les villosités enveloppent l'œuf de toutes parts; il implante ses racines multiples dans la caduque par tous les points de son pourtour. Isolé de ses enveloppes, il a l'aspect d'une petite poche, transparente, pleine de liquide, dans laquelle on voit osciller l'embryon. Quel est son volume relatif? Prenons pour point de départ une fausse couche de vingt jours, décrite dans l'observation suivante :

Mme G... est mariée depuis un mois et huit jours. L'apparition des menstrues le jour du mariage ne permet les rapprochements sexuels que six jours après. Un mois s'écoule. A ce moment, une perte légère, suivie de quelques coliques, se déclare. On croit à l'apparition des règles. Prévenue par une sage-femme de la possibilité d'une fausse couche, elle surveille le sang perdu. Le cinquième jour, pressée d'un besoin d'aller à la garde-robe, elle sent, dit-elle, quelque chose qui sort par la vulve, le recueille dans sa chemise et le met dans un vase. C'était, au milieu de quelques caillots, une moitié de caduque, ayant la forme du fond de l'utérus. Au fond de sa concavité, s'offrait un petit noyau arrondi et lisse, du volume d'une noisette.

On fend délicatement sa couche superficielle, et on trouve l'œuf inclus dans sa caduque réfléchie à laquelle il est très-adhérent, transparent, plein de liquide. On le perfore, et au fond de sa petite cavité un embryon, sans cordon, comme fixé en un point de la paroi, de 6 millimètres de longueur. Le soir même, quelques débris de caduque sont encore expulsés ; la perte cesse, et six jours après la malade était debout. La caduque pariétale avait 8 millimètres d'épaisseur ; le feuillet réfléchi à peine 3 millimètres.

A un mois de grossesse, l'œuf est un peu plus gros qu'un œuf de pigeon. A deux mois, comme un œuf de poule. Ses villosités diminuent et s'atrophient à mesure qu'on approche de deux mois et demi, sauf en un point toutefois, ou leurs ramifications s'accroissent pour constituer le placenta.

Quant à l'embryon, il a 6 à 8 millimètres de longueur à vingt jours ; 12 millimètres environ à un mois ; 2 centimètres 1[2 à deux mois. Ces mesures sont évidemment approximatives, car il est fort difficile de préciser l'époque exacte du début de la grossesse.

Le cordon n'apparaît guère qu'à un mois ; il est alors lisse et un peu infundibuliforme.

J'insiste à dessein sur ces détails anatomiques. Ils sont en général peu indiqués, et des circonstances particulières m'ont mis à même de pouvoir examiner en quelque sorte le corps du délit dans un grand nombre de fausses couches des premiers mois de la grossesse.

Quant au délivre, il est, à cette époque, constitué par la caduque. Elle peut accompagner, suivre, ou quelquefois précéder en partie la sortie de l'œuf. Ce dernier est souvent enchâssé ou caché dans son intérieur. Quelquefois même un volumineux caillot récèle le tout Aussi faut-il avoir soin de recueillir tous les débris, de les examiner sous l'eau, et de faire des sections prudentes dans les caillots pour y découvrir l'œuf entier. Des deux feuillets de la caduque, le pariétal est toujours plus épais, il a 7 à 8 millimètres à un mois de grossesse, et un centimètre et plus à trois mois où l'hypertrophie atteint son maximum. Sa surface externe est villeuse, tomenteuse, sa surface interne est lisse. Le feuillet ovulaire est toujours plus mince ; sa surface villeuse est interne, sa surface lisse est externe. Ils ne sont guère en contact absolu qu'à deux mois et demi, séparés avant cette époque par l'hydropérione. Tantôt l'œuf arrive complètement enveloppé dans son feuillet réfléchi, tantôt à demi coiffé par lui. Ailleurs, dans le premier mois surtout, tout arrive à la fois, mais le feuillet pariétal est alors en plusieurs lambeaux. Tantôt, enfin, l'œuf sort intact et la caduque vient quelques heures, ou un ou deux jours après, en général, par fragments successifs, précédés de coliques et de pertes légères.

Le feuillet pariétal est-il nécessairement caduque? Ne pourrait-il point rester dans l'utérus sans s'exfolier? M. Guéniot le croit, et j'ai cru moi-même l'observer dans deux cas, où un œuf de un mois est sorti enveloppé d'un feuillet qui à cause de sa minceur ne pouvait être que le feuillet réfléchi, et dans lequel la femme qui surveillait minutieusement tout ce qu'elle rendait, ne nous a jamais présenté d'autres membranes.

Parfois enfin, la caduque est expulsée seule, entière, hypertrophiée, avec ses deux portions parfaitement distinctes, mais inhabitées sans œuf inclus. Tout à été résorbé et la caduque a continué à végéter dans l'utérus. Il m'a été donné d'observer deux cas d'expulsion de caduque, ayant ainsi survécu jusqu'à deux mois et demi à la mort de l'embryon. L'expulsion a eu lieu après une hémorrhagie et tous les signes ordinaires de l'avortement.

Telle est l'évolution normale de la fausse couche dans les deux premiers mois. Etudions maintenant les complications qui peuvent surgir.

Elles sont rares. Exceptionnellement, le travail est rapide, l'expulsion spontanée. Mais le plus souvent, comme il y a disproportion entre l'effort utérin et l'obstacle qu'il est appelé à surmonter, le travail traîne en longueur. Il peut ainsi donner lieu à une perte grave par sa persistance, à cause de la solidité des attaches de l'œuf, mais peu grave par son intensité.

L'hémorrhagie sera néanmoins rarement redoutable, et, dans tous les cas, facile à modérer par les réfrigérants ou à maîtriser par le tamponnement qui, en sollicitant les contractions, présentera ainsi un double avantage.

L'infection putride est-elle à craindre? Rarement encore, car les débris de caduque séjournent peu dans l'utérus, et non parce qu'ils sont peu volumineux : car, si « l'infection putride, dit M. Guéniot, est d'autant « moins à craindre que le caillot non détaché est plus « petit, » il n'en est pas de même lorsqu'il est détaché ; quelque petit qu'il soit, il peut déterminer l'infection putride. L'observation suivante en est une preuve convaincante.

Mme M..., âgée de 26 ans, brune, nerveuse ; charcutière, ayant beaucoup de fatigue, habite un logement sombre, humide, insalubre, dans une vieille maison. Elle est en traitement pour une ulcération du col. Elle a eu trois enfants à terme, sans accidents. Elle est enceinte pour la quatrième fois ; de deux mois environ. Elle est prise le 7 août d'une perte légère. Repos au lit, réfrigérants, etc. Le 8 août, le travail se déclare ; l'avortement a lieu. L'embryon est expulsé le 8 au soir. Les membranes restent dans l'utérus. Expulsion complète du délivre le 9 au matin. Pouls à 80 pulsations ; quelques contractions ; utérus un peu douloureux; rien dans les fosses iliaque. Cataplasmes et lavements laudanisés. Le 10 au matin, lochies fétides, pouls à 80. Injections vaginales trois fois par jour avec une injection à l'eau de Labarraque, nourriture légère. Le 11 au matin, lochies plus fétides, couleur de café; frisson dans la nuit, pouls à 90. Dans la journée, second frisson, vomissements, diarrhée fétide. Régime un peu fortifiant, un peu de vin, injections désinfectantes. Dans la nuit du 11 au 12, frisson, diarrhée, pouls à 100 pulsations, sueurs froides. Le 12 au matin, exploration dans la cavité utérine. Comme précédemment, le doigt ne sent rien dans le col entr'ouvert. Injection intra-utérine avec la liqueur de Labarraque (une cuillerée par litre d'eau), avec une sonde en gomme adaptée à l'irrigateur, et poussée très-doucement. L'eau de l'injection sort brune, et ramène à l'orifice du col un petit corps noirâtre. Extrait délicatement avec la pince, on découvre un caillot putréfié, horriblement fétide, du volume d'une très-petite fève. Le 12 au soir, nouvelle injection intra-utérine par le même procédé. L'eau s'en dégage plus claire. Le 13 au soir, nouvelle injection, pouls normal ; elle perd un peu de sang pur et sans odeur, à dater de cet instant, les accidents disparaissent et tout rentre dans l'ordre.

Les injections intra-utérines ont amené, dans des cas très-rares, des accidents de péritonite due au passage du liquide dans les trompes. Cela paraît extraordinaire, lorqu'on songe à l'étroitesse de ces conduits dont les parois internes sont toujours en contact, surtout dans les deux tiers internes. L'hypertrophie générale de l'utérus et de ses annexes, pendant la gestation, a-t-elle favorisé leur dilatation ; ou bien les injections ont-elles été poussées assez imprudemment pour s'introduire de vive force? Quoi qu'il en soit, cet accident sera, je crois, peu à redouter, si on opère avec les ménagements nécessaires et avec une sonde à double courant.

Nous avons vu combien il fallait peu se fier à l'exiguité des portions de délivre restées dans l'utérus. Par contre il est des cas, tout aussi exceptionnels, dans lesquels il y a eu rétention prolongée du délivre, avec une fétidité indiquant sa putréfaction, sans retentissement dans l'état général de la femme.

En voici un exemple : Mme M...., âgée de 31 ans, marchande de beurre, très-lymphatique. Elle est à sa troisième grossesse, de deux mois et demi. Perte de sang, coliques ; malgré tous les soins préventifs, expulsion de l'embryon. Pendant les deux premiers jours, portions de membranes rendues avec les injections. Le troisième jour, lochies extrêmement fétides. État général bon. Il en est de même le cinquième et le sixième jour. On applique le spéculum pour extraire le délivre avec une pince à faux germe. On parvient à le retirer en deux fragments, de la grosseur d'un dé chacun, putréfié, ramolli, se dissociant sous la moindre pression. A aucun moment l'hémorrhagie n'est devenue inquiétante. Aucun accident consécutif.

DEUXIÈME PÉRIODE.

De deux mois et demi à quatre mois et demi.

Que se passe-t-il dans cette période? quelle est la marche normale des phénomènes? Le placenta est formé, relativement très-volumineux; les forces utérines encore plus disproportionnées que dans les premiers mois, et moins préparées à la lutte qui va s'engager. On pressent déjà le danger : l'embryon s'expulse aisément, le placenta peut rester. Le travail s'accomplit en deux temps distincts, et, malgré cela, ici surtout est applicable l'expression de Dubois : « La femme qui avorte n'accouche que d'un placenta. » Quant à la caduque, elle n'est plus en cause; son rôle est joué; ses deux feuillets sont confondus, et de plus en plus amincis par la pression de l'œuf. Ses adhérences diminuent, une muqueuse de nouvelle formation le repoussant, de la même manière qu'une dent chasse la précédente de son alvéole. Du reste, ses villosités s'atrophiant, l'implantation de l'œuf se transforme en une simple adhérence partout où le placenta fait défaut.

Dans la majorité des cas, le délivre suit de près l'embryon. Mais plus fréquents, plus dangereux sont les accidents lorsque la nature s'écarte de la règle.

Qu'avons-nous surtout à redouter?

1° L'hémorrhagie,

2° La rétention du placenta et ses conséquences.

1° *Hémorrhagie.* — Pendant le travail de l'avortement, elle sera plus intense que dans les premiers mois; les attaches du délivre sont plus solides, les vaisseaux plus volumineux, plus nombreux. Est-elle légère? les réfrigérants, la position, l'aération, les boissons froides, les lavements laudanisés suffiront pour la modérer. Est-elle grave? le tampon sera doublement efficace.

Mais, l'embryon sorti, le placenta inclus, une perte se déclare, que faire? Encore le tamponnement; la perte interne n'est pas à craindre, la capacité utérine est insuffisante pour créer ce nouveau danger. Mais il faut être prêt, car ces pertes sont parfois foudroyantes, et la femme peut mourir en peu de temps. Cela arrive surtout dans les cas où il y a eu des tentatives d'avortement. Le délivre, n'ayant pour ainsi dire aucun motif pour se détacher, continue à végéter dans l'utérus, et ses décollements successifs peuvent donner lieu à des pertes très-graves. M. Pajot cite un cas dans lequel le placenta a végété pendant vingt-neuf jours, avec des adhérences incomplètes provoquant des hémorrhagies, qui avaient, à plusieurs reprises, mis les jours de la femme en grand danger. Donc, à cette époque de grossesse, que l'utérus soit vide ou gravide, le tampon sera la ressource, non-seulement la plus rapide, mais aussi la plus sûre et la plus précieuse contre l'hémorrhagie.

2° *Rétention du placenta.* — Plusieurs causes réunissent leur action pour produire cet accident.

a. Nous avons déjà parlé du défaut de rapport entre les contractions et les dimensions du délivre. Kolliker a démontré que l'organisation de la couche musculaire de l'utérus n'était complète qu'au sixième mois.

b. L'embryon ayant un volume insuffisant pour dilater le col, celui-ci tend à se refermer; un nouveau travail devient nécessaire.

c. La fermeté du tissu du col, qui ne lui permet pas de s'effacer.

d. La rétention d'urine (Stolz).

e. Les déplacements successifs ou persistants de l'utérus pendant le travail, signalés dans quelques cas par M. Guéniot. Dans ce cas, les contractions n'agissent pas sur l'axe de l'organe, et ne portant pas directement sur le col, retardent ainsi sa dilatation.

f. La rétraction spasmodique de l'orifice interne du col.

g. Les adhérences anormales du placenta. La mollesse, l'état spongieux du tissu placentaire à cette époque permet à l'utérus de se mouler sur toute sa surface sans le décoller. Pressez une éponge humide dans votre main, son défaut de consistance lui permettra de s'adapter sans séparation à toutes les inégalités de la face palmaire.

Parmi les causes assignées pour expliquer ces adhérences, citons encore les dégénérescences calcaires, lamineuses du placenta (Robin), les fausses membranes interposées (Stoltz), les inflammations et les cicatrices consécutives (Brachet).

Les adhérences qui surviennent à terme ont été aussi attribuées aux grossesses prolongées au delà du neuvième mois, comme si les villosités placentaires avaient oublié la limite exacte de l'expiration de leur mandat.

Que faire contre la rétention du délivre ? Évidemment le traitement devra se modifier suivant que le placenta sera accessible ou non, complètement inclus ou en partie engagé ; que le col sera rétracté ou dilatable, que les symptômes d'infection putride seront éloignés ou menaçants, que l'hémorrhagie sera abondante ou nulle.

1° Supposons le délivre enfermé en totalité dans la cavité utérine, non adhérent, le col un peu revenu sur lui-même, mais sans rétraction spasmodique. Pas d'hémorrhagie : que faire? Faut-il se hâter d'intervenir, en prévision d'accidents à l'état d'imminence? Je ne le crois pas pour deux motifs : d'abord, parce qu'ils ne sont pas en général foudroyants, et qu'on a le temps d'agir; en second lieu, parce que les moyens dont on dispose sont d'une application difficile et non dépourvue de dangers.

Mais quelle est la limite de l'expectation? M. Guéniot attend vingt-quatre heures. On pourrait; je crois, prolonger l'attente sans danger dans la majorité des cas. On pourra, s'il est tangible, faire toutes les tentatives non violentes avec les doigts pour l'extraire, et, dans l''impuissance d'y parvenir, attendre jusqu'à ce que les lochies deviennent fétides. Mais ce doigt est en général trop court; alors, d'après Jacquemier, « chez certaines femmes dont les parties génitales externes sont relâchées, on pourra introduire la main entière dans le vagin, ou tout au moins jusqu'à la racine du pouce. Le doigt indicateur seul, ou avec le médius, peut parcourir toute la cavité utérine, surtout si on a le soin de comprimer, avec l'autre main, la région hypogastrique, de manière à maintenir l'utérus aussi bas que possible. On peut ainsi entraîner facilement le placenta et les caillots qui en augmentent souvent la masse.

S'il reste encore des adhérences,on peut facilement en apprécier l'étendue et la solidité. Si elles cèdent à des tractions ménagées, ou devant le doigt poussé entre le placenta et l'utérus, on achèvera le décollement pour tout contraire. »

Mais cette manœuvre pouvant provoquer la perte, on n'y aura recours qu'après un laps de temps suffisant. Puis on conseille des injections avec une infusion de camomille, le repos absolu, les opiacés en lavements ;

on recommande de garder soigneusement tout ce qui s'échappera de la vulve, etc.

On a vu des cas de rétention de délivre prolongé sans accidents. Dans une observation de M. Pajot, un délivre consécutif à une grossesse de trois mois séjourna quatre mois et demi dans l'utérus, et n'ayant déterminé des phénomènes hémorrhagiques répétés qu'à partir de trois semaines après l'expulsion de l'embryon.

Dans le cas qui nous occupe, l'ergot de seigle serait-il utile? Il est certainement indiqué. Mais c'est une arme à deux tranchants : il peut agir uniquement sur le col, et il commence à être dangereux sous ce rapport à cette période de grossesse. J'avoue que j'hésiterais à m'en servir, et les savantes leçons de M. Pajot m'ont inspiré à cet égard un salutaire effroi. Il serait moins nuisible néanmoins qu'à une époque de la gestation plus rapprochée du terme.

2° Il n'en est pas de même lorsque le placenta est engagé dans le col, où son action est plus efficace et moins exempte de dangers. Mais si le délivre ramolli était étranglé à l'orifice interne, ne vaudrait-il pas mieux attendre et résister surtout à la tendance naturelle qui vous pousse à tirer dessus? D'autant plus que la présence de ce corps étranger irrite le col, le maintient béant et favorise les contractions réflexes du corps de l'utérus.

L'observation suivante semble venir à l'appui de cette manière de voir.

Mme D...., 34 ans, robuste, saine constitution, marchande de vins. Deux grossesses à terme. Elle est enceinte de nouveau de deux mois et vingt jours environ. A ce moment, sans cause appréciable, elle est prise d'une hémorrhagie grave, de coliques intenses, suivies de l'expulsion rapide de l'embryon. Cessation presque immédiate de la perte. Rétention du délivre. Au bout de vingt-quatre heures, on le sent un peu engagé dans le col. Les lochies sont normales, le ventre souple, indolore, le pouls à 70°, l'état général excellent. Repos absolu, injections émollientes, nourriture légère.

Deux jours après, même situation; placenta plus ferme, toujours engagé, mais ne débordant pas l'orifice externe, orifice interne resserré au-dessous de la portion supérieure. Lochies peu abondantes, sans odeur, à peine rosées. L'appétit naturel. Le huitième jour, le délivre, ratatiné, parcheminé, débordait le col de 1 centimètre, et permettait au doigt de circuler librement jusqu'à l'orifice interne, toujours resserré. On allait se décider à l'administration de l'ergot de seigle, lorsque dans la soirée du neuvième jour, le placenta est expulsé en entier; la moitié inférieure comme raccornie, la moitié supérieure un peu moins indurée, mais offrant un léger étranglement au niveau de l'orifice interne. Le seigle administré dès le début aurait-il hâté son expulsion? Je l'ignore; mais en l'absence de tout accident, on n'a pas eu à regretter une expectation un peu prolongée. En pathologie, il est bien difficile, ce me semble, de s'en rapporter à des règles fixes. Suivre les indications à mesure qu'elles se présentent, tenir compte de l'allure des phénomènes, du terrain sur lequel ils exercent leur influence morbide, saisir le moment d'une intervention opportune, en cela consiste le tact médical, qualité rare et enviable.

N'en est-il pas de même dans les actes de la vie, et le tact, cette quintessence du jugement, n'est-il pas, avec le sens commun, une des choses les plus rares? Sans doute, on voit, on sent, on écrit même d'excellents principes de conduite; mais, au moment de la mise en pratique, ce beau discernement s'évanouit. « Video meliora proboque, deteriora sequor. »

3° Le placenta est adhérent; ce qui est rare, du reste, avant 5 ou 6 mois. Que faire? D'abord, pas de perte tant qu'il est adhérent; moins de danger d'infection putride, puisqu'il vit, et surtout si l'adhérence ne porte que sur un petit fragment, le reste ayant été expulsé. Mais, cette sécurité ne saurait durer longtemps. Sa vitalité est éphémère, et son décollement partiel au total expose bientôt aux hémorrhagies et à la putréfaction de la partie décollée.

4° Mais le placenta est renfermé, l'odeur de l'écoulement lochial dévoile sa putréfaction. Il faut agir à tout prix.

Ici, trois indications à remplir : réveiller les contractions, extraire le délivre, arrêter la perte si elle a lieu, et combattre la putréfaction. Le péril est imminent, la situation est grave, quels sont nos moyens de réaction?

Ce sont : 1° Le seigle ergoté.

2° Le tampon.

3° Les instruments de préhension.

4° Les injections anti-putrides.

L'ergot de seigle est ici d'une heureuse application, à condition que le tampon viendra corriger ses tendances tout en corroborant son action. La perte ainsi arrêtée, et l'utérus excité, le délivre pourra être chassé spontanément dès qu'on retirera le tampon. Malgré ce secours, si les efforts expulsifs sont vains, on pourra extraire le placenta avec des pinces à faux germe, ou la curette de M. Pajot.

5° Si le col est rétracté spasmodiquement, on aura recours au dilatateur de M. Tarnier, aux cylindres de laminaria, ou à l'éponge préparée. Cette dernière est plus efficace que le tampon contre la perte, tout en dilatant le col. Seulement, elle est difficile à introduire et surtout à maintenir en place, à moins de se servir du tampon comme adjuvant. Le dilatateur à ampoule a le triple avantage de dilater le col où il est aisément maintenu, de provoquer les contractions et d'arrêter mécaniquement la perte.

6° Enfin, lorsqu'après un avortement certain, on ignore si la délivrance est faite, on se comporte comme si elle ne l'était point. S'il y a hémorrhagie, on y rémédie par les moyens précités. S'il y a infection putride, on agit de même, après s'être assuré toutefois si le col n'est point atteint d'une affection qui donnerait lieu à des pertes fétides, telle qu'un polype en voie de putréfaction, un cancer, etc....

Que penser maintenant des cas de résorption complète du délire, cités par des auteurs dignes de foi? Quelques observations consciencieuses paraissent concluantes, les autres prêtent le flanc à la critique, et j'ose dire, à l'incrédulité. Certains pourraient ouvrir la voie à une autre interprétation. Je fais, je l'avoue, bien des efforts pour y croire; mais, malgré moi, le doute obsède mon esprit. Je comprends qu'un caillot qui se désorganise aisément puisse se résorber; on voit aussi journellement certaines tumeurs disparaître sous l'influence des iodiques, des productions osseuses se réduire; mais, elles sont plus étroitement liées à nos organes que le délivre, dont les attaches vasculaires sont moins intimes, moins directes, moins profondes, et dont le tissu se prête moins à une facile désorganisation sans que la vie cesse de le pénétrer.

D'ailleurs, a-t-on pu, dans tous les cas, suivre le malade assez longtemps pour savoir si, après un long séjour, le placenta ne serait pas sorti? On cite néanmoins de pareils exemples après huit mois de séjour (Millard), après trois ans, dix-sept ans, jusqu'à une nouvelle grossesse, et même jusqu'à la mort où l'autopsie révélait leur présence, plusieurs années après l'accouchement (Desormeaux).

Le placenta n'offrait-il pas dans quelques cas des anomalies de forme, d'épaisseur (comme une toile, Dubois et Mme Boivin), qui ont pu le laisser inaperçu ou le faire confondre avec des membranes? Smellie et Mme Boivin ont vu des placentas gélatiniformes dont la facile expulsion, sous l'apparence de caillots, pouvait donner lieu à une méprise, ou se faire sans que la malade en ait conscience.

TROISIÈME PÉRIODE.

De quatre mois et demi à six mois de grossesse.

Nous aurons peu a insister sur les accidents qui surviennent à cette époque, car, plus on approche du terme de la grossesse et plus nous rentrons dans le mécanisme ordinaire des complications de la délivrance après terme. Rappelons néanmoins que l'introduction de la main dans la cavité utérine vient rendre les manœuvres moins dangereuses, plus faciles et plus expéditives. Disons aussi que le tampon devient un moyen dangereux, à cause de la capacité utérine qui augmente, et qu'à partir du sixième et même du cinquième mois, il doit être proscrit d'une manière absolue, du moins après la sortie du fœtus.

Ajoutons, enfin, que le col utérin est plus sensible encore à l'action de l'ergot de seigle, et qu'on doit le réserver presque uniquement pour les accidents qui se montrent pendant l'état de vacuité de l'organe. L'observation suivante viendra mettre en lumière cette susceptibilité de la portion cervicale de l'organe gestateur.

Mme P., primipare, enceinte de six mois, est prise de contractions prématurées, provoquées par la mort du fœtus. Après six heures de travail, elle expulse un fœtus mort depuis quelques jours et présentant des traces d'infection syphilitique. C'était une présentation du siége. Les épaules et le cou dégagés, la tête reste longtemps au passage et finit par être expulsée. Quelques instants après, la sage-femme qui l'assistait, sans s'assurer si le moment de la délivrance est venu, fait des tractions sur le cordon qui se rompt. Elle touche et trouve le col fermé. Elle attend ; quatre, cinq, six heures s'écoulent ; pas de délivre. De guerre lasse, elle vient me demander conseil ; j'habitais la même maison. Je me rends auprès de la malade ; je trouve le fond de l'utérus élevé à la hauteur de l'ombilic, dur et non douloureux ; pas d'hémorrhagie par conséquent ; le col, resserré à son orifice interne. Je soupçonne l'administration intempestive de l'ergot. Protestations de la part de la sage-femme et dénégations formelles. Je me mets en devoir de faire la délivrance artificielle ; j'introduis un doigt dans le col, mais, malgré tous mes efforts, la résistance demeure invincible ; je graisse mon doigt avec de l'extrait de belladone ; mais, la rigidité était telle qu'il m'eût été même impossible de provoquer volontairement une rupture. Profitant d'une absence momentanée de la sage-femme, je demande à la malade si on ne lui a pas donné une poudre à avaler à la fin du travail. Son affirmation réalise mes soupçons, confirmés plus tard par l'aveu tardif de la sage-femme. Je cesse alors toute intervention manuelle, et je conseille un quart de lavement laudanisé à 10 gouttes, et des injections de guimauve laudanisées. Deux heures après, le délivre sortait spontanément.

II. Accidents de la délivrance après l'accouchement.

1° HÉMORRHAGIES. — Dans l'étiologie des pertes utérines après l'accouchement, ce qui domine la scène, c'est l'inertie utérine.

L'inertie peut survenir avant la délivrance, inertie utérine consécutive, par opposition à celle qui se montre pendant le travail, désignée sous le nom d'inertie primitive. Mais, l'une est un défaut de contractilité, où plutôt un temps d'arrêt d'une propriété essentiellement intermittente ; l'autre est un défaut de rétractilité, propriété essentiellement continue.

Enfin, on a appelé inertie secondaire celle qui survient après la délivrance. Engagé dans la voie du retrait, l'utérus sous une influence quelconque subit une évolution rétrograde.

Quelles sont les conditions qui favorisent l'inertie?

1° La multiparité. Les femmes qui ont eu sept, huit enfants, meurent souvent de pertes après la couche, sorte d'axiome qu'il ne faut jamais oublier. Le muscle utérin, fatigué par les distensions successives, épuisé, surmené par ces alternatives réitérées de déplétion et de réplétion, d'hypertrophie et d'atrophie, perd peu à peu l'énergie de son fonctionnement. Son action perd de sa vigueur, de sa continuité. Il aspire au repos, et, après un suprême effort pour expulser le fœtus, il reretombe dans une dangereuse atonie. Si le placenta n'est pas décollé, le danger immédiat est conjuré. Mais, s'il est décollé, on n'échappera à la gravité de la perte que par la promptitude des secours. Aussi, faut-il être toujours prêt à combattre cette éventualité, et, en particulier, ne jamais se hâter de délivrer les multipares, laisser à l'utérus le temps de reprendre ses forces, au ressort distendu le temps de revenir sur lui-même. Au début de sa carrière, le médecin doit toujours songer à cet accident. Veut-on un exemple des funestes conséquences de cet oubli? Vous accouchez une femme renommée dans le pays autant par sa fécondité que par la facilité avec laquelle elle s'est toujours débarrassée de ses nombreux produits de conception. Heureux d'avoir, à votre début, un cas dépourvu de toute complication du côté du bassin et des parties molles, vous vous félicitez à l'avance d'un succès facile et de l'effet moral qu'il pourra produire pour votre réputation future. Mais, par une décevante fatalité, cette femme qui, sous l'égide de votre prédécesseur accouchait toujours sans encombre, meurt entre vos mains.

Aussitôt la malignité publique s'empare du fait et le commente à votre détriment, sans compter que cette fois, par hasard, elle n'a pas tous les torts. L'oubli de ce danger est d'autant plus impardonnable que dans l'immense majorité des cas, le remède est aisé et tout puissant; le tout est de l'avoir dans sa poche. Disons tout de suite que c'est l'ergot de seigle. Autant je le craignais naguère, autant je l'apprécie maintenant.

2° Une autre cause d'inertie utérine, c'est la longueur du travail; tous les obstacles mécaniques concourent à cet effet, les rétrécissements du bassin, la résistance du périnée, les rigidités du col, etc. Mais il est une catégorie de femmes chez lesquelles cette inertie est pour ainsi dire la règle de leur constitution, comme elle est la règle de leur vie physique et morale. Blondes, lymphatiques, molles, passives, presque neutre, toutes leurs fonctions s'en ressentent. Elles mettront deux jours, trois jours pour accoucher, la lenteur est chez elle une nécessité de nature, c'est une question de terrain ; à tous les efforts tentés pour les faire sortir de cette torpeur native, elles opposent cette mollesse qui vous désarme. L'inertie n'est-elle pas, du reste, une des forces les plus terribles ?

3° Un travail trop prompt est encore une cause de perte après la couche. Etonné, pour ainsi dire, de cette brusque déplétion, l'utérus ne réagit qu'un instant après, et si le placenta est décollé en totalité ou en partie, le sang coule aussitôt. Au contraire, la sortie lente, graduelle du fœtus offre un point d'appui à l'utérus qui le suit pas à pas, trouvant dans sa présence et dans son contact une source d'excitation qui favorise son mouvement de retrait progressif.

4° Les fibrômes utérins, après avoir été une cause d'inertie primitive, peuvent gèner la rétraction consécutive. Il est évident que la partie du corps de l'utérus qui est en rapport avec la tumeur ne pourra suivre le reste du tissu avec la même rapidité.

6° La présence dans l'utérus d'un délivre ou d'une de ses parties ; tant qu'il y séjournera, il gênera la rétraction et de plus sera une sorte d'aiguillon ; excité par la présence de ce corps étranger, l'utérus s'irrite et le sang afflue, comme autour d'une épine qui a pénétré dans nos tissus.

6° Les ruptures de l'utérus, mais dans ce cas l'inertie n'est qu'un accident secondaire comparé à la gravité des autres conséquences de la rupture.

7° On a signalé la rétention d'urine, mais il y a place dans l'abdomen pour les deux organes, et si parfois la vessie distendue marque l'utérus, le plus souvent aussi elle s'incline du côté opposé et on peut manifestement sentir les deux tumeurs par la palpation. L'utérus sera néanmoins maintenu à une certaine hauteur, et si le défaut de descente n'entraîne pas toujours son inertie, son action prolongée peut y prédisposer, et surtout à la rétention de caillots, de débris de membranes, pouvant amener l'infection putride. Il faut donc, de même que pendant le travail, surveiller attentivement l'état de la vessie pendant les jours qui suivent l'accouchement.

L'oubli de ce précepte a souvent donné lieu à de regrettables erreurs.

8° Les fatigues prématurées, cause fréquente d'inertie secondaire. La femme se lève trop tôt. On peut dire que leur entêtement à cet égard fait le désespoir des accoucheurs. Non-seulement une hémorrhagie peut en être la conséquence, mais j'ai l'intime persuasion que la majorité des affections utérines ont cette imprudence pour point de départ. Comment, en effet, l'utérus, déjà embarrassé de son propre poids, pourra-t-il subir la dégénérescence nécessaire à l'absorption de ses éléments exubérants ?

Sa position déclive, le poids des viscères abdominaux, les mouvements imprimés à sa masse par une marche, une fatigue prématurée, la gêne que son volume apporte dans les fonctions des organes voisins, les alternatives de plénitude et de vacuité de ces derniers ; l'accumulation mécanique des matières fécales, n'y a-t-il point là plus d'un motif de trouble, plus d'une occasion de maladie ? Les déchirures déterminées sur le col par le passage de la tête fœtale auront-elles le calme nécessaire à leur cicatrisation, et n'est-ce point là l'origine de tant d'ulcérations du col ? On ne saurait croire combien l'utérus après être revenu sur lui-même pendant quelques jours peut se relâcher et perdre du chemin parcouru. L'observation suivante témoigne du fait que j'avance :

Madame J..., 23 ans, est à son premier enfant. Grossesse très-heureuse, quelques jours avant le terme, contractions irrégulières, faux travail à trois ou quatre reprises, arrêté par les lavements laudanisés. Malgré la fermeté des parties molles, le travail se fait assez rapidement ; les suites de couches sont normales ; la femme consent à garder un repos absolu pendant dix jours. Dès le sixième jour, l'utérus était déjà rentré dans le petit bassin ; le onzième jour, la femme déménage, et bien qu'elle évite de soulever tout fardeau, se contentant de surveiller le déplacement de son mobilier, elle est prise le soir d'une hémorrhagie inquiétante ; l'utérus, retombé en inertie, remontant jusqu'à quatre doigts au dessus du pubis. Le repos, l'ergot de seigle, vinrent aisément à bout de cette rechute.

9° La distension extrême de l'utérus par l'hydropisie de l'amnios, la présence de deux jumeaux ; la rétention de nombreux caillots sont autant de causes d'inertie.

10° L'existence de pertes dans les accouchements antérieurs sera tenue en ligne de compte. L'utérus s'habitue à la répétition des mêmes actes ; de même qu'on voit des fausses couches survenir périodiquement aux mêmes époques de grossesse, on voit aussi les pertes se renouveler avec la même désolante exactitude.

11° Je ne fais que signaler la pléthore, indiquée par Cazeaux, n'y attachant qu'une importance secondaire.

12° « Rokitanski a le premier signalé la paralysie du lieu d'insertion du placenta comme une cause d'hémorrhagie grave pendant la période de délivrance. Cette paralysie se révèle souvent par la forme extérieure de la matrice. En effet, la partie affectée est refoulée vers l'intérieur de l'organe par la contraction du tissu environnant, de sorte que le palper fait reconnaître l'existence d'une dépression de la paroi utérine. » (Nægelé.

Toutes les causes que nous venons d'énumérer ont l'hémorrhagie pour conséquence et l'inertie pour mécanisme de l'hémorrhagie. Mais il est encore des cas d'hémorrhagie après la délivrance à laquelle l'inertie demeure étrangère et qui surviennent malgré le retrait normal de l'utérus.

Ces pertes sont alors provoquées :

1. Par l'insertion vicieuse du placenta sur les bords du col ; il y a eu des pertes pendant le travail ; l'utérus, débarrassé du produit de la conception, revient assez rapidement sur lui-même dans sa partie supérieure, mais la partie inférieure est plus lente à se rétracter. Ce fait est normal, quelle que soit le lieu d'implantation du délivre. Mais pourquoi y a-t-il encore hémorrhagie lorsqu'il s'est inséré dans le segment inférieur? C'est que les vaisseaux restent plus longtemps ouverts. Une autre considération anatomique explique la persistance de l'hémorrhagie dans ce cas ; les sinus utérins sont en ce point dépourvus de fibres annulaires, véritables sphincters providentiels qui dans les parties supérieures de l'organe oblitèrent rapidement les sinus restés béants, après le décollement du délivre, et préviennent ainsi l'hémorrhagie.

2. Le renversement de l'utérus, causé le plus souvent par une délivrance trop hâtive; des tractions imprudentes sur le cordon avant le décollement et avec inertie utérine.

3. L'albuminurie prolongée ; le sang a perdu ses principes coagulants (Blot).

4. Les hémorrhagies qui ont précédé la délivrance font perdre au sang ses qualités plastiques, et provoquent le retour du même danger.

5. L'hémophilie, ou diathèse hémorrhagique; plus rare chez la femme que chez l'homme, cette altération du sang congénitale est peu commune en France. On l'a surtout observée en Allemagne et dans l'Amérique du Nord. J'ai eu l'occasion d'en observer un exemple dans

la personne d'un de mes amis de collége. Cette diathèse lui était transmise par sa mère qui était morte d'hémorrhagie après la couche, en lui donnant le jour.

6. L'adhérence partielle du placenta ; le sang peut s'écouler au niveau de la partie décollée.

7. Enfin, la rétention de caillots, de débris de membranes du placenta.

Si j'ai insisté aussi longuement sur les hémorrhagies après la couche, c'est que leur importance est capitale ; leur pronostic sérieux explique la nécessité d'une prompte et intelligente intervention. Graves surtout par leur intensité, en quelques instants la vie peut être compromise Ici, surtout, le sang-froid ne doit jamais abandonner l'accoucheur. En cette occurence, devant le sang qui coule à flots pressés, au milieu d'une famille justement alarmée, on n'a que trop de motifs pour perdre la tête. De toutes les hémorrhagies, celles qui suivent l'accouchement sont les plus graves.

Exceptons-en toutefois celles qui proviennent de l'insertion du placenta sur le col. Si les précédentes sont redoutables par leur abondance, ces dernières le sont par leur répétition, par le double danger qui pèse sur deux existences, et par les manœuvres dangereuses que nécessite leur traitement.

Si la perte est interne, le danger n'est pas moindre. L'utérus distendu remonte jusqu'à l'ombilic et au-delà, et augmente le volume de l'abdomen.

Sa capacité considérable lui permet de recéler une suffisante quantité de sang pour rendre la mort inévitable. Cela est facile à comprendre lorsqu'on songe que l'utérus peut acquérir 30 centimètres de hauteur. Les phénomènes généraux vous mettent alors sur la voie, la face pâlie , la femme se plaint d'éblouissements, de bourdonnements d'oreilles ; elle a froid aux extrémités inférieures, le pouls s'affaiblit, et si l'intervention n'est pas rapide, elle s'éteint dans une syncope mortelle. Terminaison aussi effrayante par sa rapidité que par le calme trompeur avec lequel s'accomplissent ses dernières péripéties. Aussi ne doit-on jamais perdre de vue la nouvelle accouchée pendant les instants que l'on passe auprès d'elle après la couche.

Les autres accidents qui compliquent la délivrance sont :

Les adhérences du placenta ;
La rupture du cordon ;
La rétraction du col ;
L'excès de volume du placenta ;
L'inertie avant son décollement.
L'enchâtonnement.

On ne confondra pas l'inertie de l'utérus avec l'adhérence du placenta. Le placenta n'est pas tombé sur le col après un quart-d'heure ou une demi-heure. Si le fond de l'utérus est mou, c'est l'inertie qui l'empêche de se décoller ; si l'utérus est dur, c'est qu'il y a adhérence.

Mais le placenta est tombé sur l'orifice, on tire sur le cordon, rien ne vient ; de deux choses l'une, ou il est trop volumineux, ou le col est rétracté spasmodiquement ; si ce dernier n'est pas resserré, c'est à la première hypothèse qu'il faudra revenir. Le placenta n'a quelquefois qu'un volume normal, mais les caillots emprisonnés dans ses membranes augmentent sa masse. Dans les cas de rétraction spasmodique du col après la couche, c'est toujours l'orifice interne qui en est le siége ; on sent alors la portion inférieure du col, molle, presque flottante dans le vagin et offrant la forme d'un entonnoir à base inférieure. Quant aux adhérences, nous en avons déjà parlé en signalant leurs causes probables ou présumées.

L'enchâtonnement est encore en litige ; les uns l'admettent, les autres en repoussent la possibilité.

J'avoue mon incompétence. Je me suis demandé toutefois si un corps fibreux, enchâtonné lui-même dans l'épaisseur de la paroi utérine, ne pouvait pas, en empêchant la rétraction à son niveau, favoriser l'enkystement du délivre. La partie rétractile de l'utérus se refermant au-dessous de lui, le laisserait dans la portion correspondante à la tumeur.

A l'exemple de Peu, Baudelocque, Levret, etc., M. Pajot admet l'enkystement, le véritable enchâtonnement du placenta, dans une sorte d'arrière-boutique ménagée dans l'utérus. M. Depaul, au contraire, tout en admettant un peu plus sa fréquence, se range à l'avis de Simpson, et ne croit qu'au resserrement spasmodique du col, qui transforme ainsi le délivre en une sorte de sablier (Jacquemier). C'est le Hourglass des Anglais. Joulin, Cazeaux croient à une contraction partielle des parois utérines. Enfin, une observation récente de M. Verrier (Gazette obstétricale, octob. 1872), ne permet pas de révoquer en doute le véritable enchâtonnement. Sa rareté, néanmoins, paraît extrême.

Le traitement est le même que dans la rétention du délivre par la rétraction spasmodique du col. Introduire la main, dilater le châton de vive force et entraîner le délivre.

TRAITEMENT.

J'arrive à la partie essentiellement pratique de mon travail. Parmi les nombreux moyens proposés contre les hémorrhagies, je ne décrirai que ceux qui me paraissent essentiellement utiles.

1er *Cas*. La délivrance n'est pas faite ; l'utérus est mou, le placenta tombé sur le col; la perte est de moyenne intensité. Que faire?

Enlever les oreillers, coucher la femme la tête basse,

le siége élevé, découvrir les parties inférieures du corps, donner de l'air à la chambre, délivrer, par des tractions modérées sur le cordon, et donner 1 gramme d'ergot de seigle dans une petite quantité d'eau froide. Nouvelle dose d'ergot de seigle, 0,50 cent., 10 minutes après, alors même que la perte aurait cessé. Friction sur l'abdomen.

En thèse générale, chez toutes les multipares, après l'extraction du délivre, alors même qu'elles ne perdent point de sang, donner 0,50 d'ergot de seigle.

2ᵉ *Cas.* Mêmes circonstances, mais perte grave. Mêmes moyens, mais délivrance artificielle. On vide la vessie ; on place la femme sur le bord du lit, comme pour l'application du spéculum. On graisse rapidement la face dorsale de la main et tout l'avant-bras ; on met la main gauche sur le fond de l'utérus, et l'on introduit sa main en cône dans la vulve, le vagin et l'utérus lui-même, en suivant l'axe de l'excavation. On côtoie avec la main la face fœtale du placenta ; on arrive sur sa face utérine, et l'on ramène caillots, membranes et délivre à travers les voies déjà parcourues.

L'introduction de la main irrite déjà l'utérus, le réveille de sa torpeur, et le seigle vient bientôt corroborer et compléter ses efforts. Cela fait, on continue les frictions, où plutôt la compression de l'utérus avec les mains, à travers la paroi abdominale, on le pétrit, on l'exprime, et la perte cesse. Si un léger suintement persiste, on peut appliquer des compresses froides sur la partie supérieure et interne des cuisses, après les avoir étreintes jusqu'à la dernière goutte, et les renouveler de cinq en cinq minutes. Le froid ne sera applicable qu'autant que la femme ne sera point profondément anémiée par une perte considérable. On aura toujours soin de serrer le ventre de la femme avec une serviette dès que ces divers moyens auront réussi.

3me *Cas*. La délivrance opérée artificiellement, l'utérus rétracté pendant la manœuvre, se relâche aussitôt la sortie de la main, le seigle n'a pas encore eu le temps d'agir. Que faire? La compression de l'aorte. Toujours exempte de difficultés après la couche, elle est d'un précieux secours. Admise par presque tous les auteurs. Jacquemier la répudie ; c'est, dit-il, la compression de la veine cave qui est alors utile, puisque le sang provient des sinus veineux. Mais, qu'importe l'erreur, si le succès couronne l'œuvre. Il est d'ailleurs impossible d'isoler ces deux vaisseaux sous la main qui les presse. Mais, a-t-on dit, le sang revient par les artères ovariques. Leur calibre est trop insignifiant pour s'arrêter à cette idée. M. Depaul n'est point partisan de la compression de l'aorte et invoque les mêmes motifs que Jacquemier. Sans doute, ce moyen serait dangereux s'il était longtemps prolongé, mais son action temporaire favorisera la coagulation du sang et donnera au seigle ergoté le temps d'agir.

4me *Cas*. Hémorrhagie interne. Un seul précepte : vider l'utérus, rendre la perte externe, et donner de l'ergot concurremment avec les autres moyens déjà connus.

Si, après la perte, la femme est demeurée exsangue, en proie à des syncopes répétées et menaçantes, on donnera les alcooliques à doses minimes, mais souvent répétées, la chaleur, des lavements froids de bouillon et de vin.

Toutes les pertes qui surviennent quelques temps après la délivrance seront traitées par le repos, et l'ergot de seigle à doses moins élevées.

Le tampon sera proscrit dans tous les cas. J'en ai déjà fait comprendre le danger.

Dans les cas d'adhérences du placenta, on fera d'abord des injections d'eau froide dans la veine ombilicale. Si cela ne suffit pas, après une expectation de vingt-quatre à trente-six heures, à moins de perte, on ira avec la main détruire les adhérences sans violence, toutefois, et commençant par la partie décollée, s'il en existe. Si les difficultés sont trop grandes, on enlèvera tout ce qu'on pourra, et on confiera l'expulsion du reste à la nature en surveillant les accidents.

Dans les cas d'inertie utérine sans décollement du placenta, frictionner l'abdomen, et attendre son décollement avant de tirer sur le cordon.

La rétraction spasmodique du col ne dure pas longtemps en général, et sera aisément vaincue par l'introduction graduelle des doigts. L'éponge préparée pourrait être employée, si la main ne suffisait point.

La syncope est un accident qui survient fréquemment après l'évacuation de la matrice. La gène de la circulation dans les parties inférieures diminuant brusquemennt, le sang se précipite dans les voies devenues libres, et le cerveau s'en trouve un instant dépourvu. La position horizontale suffit pour rétablir l'équilibre. La syncope est aussi la conséquence naturelle d'une hémorrhagie grave, et Cazeaux attribue avec raison à la compression de l'aorte une efficacité non douteuse contre cet accident, puisqu'on retient ainsi le sang dans les parties supérieures du corps.

Paris. A. Parent, imprimeur de la Faculté de Médecine, rue Mr-le-Prince, 31.

www.ingramcontent.com/pod-product-compliance
Ingram Content Group UK Ltd.
Pitfield, Milton Keynes, MK11 3LW, UK
UKHW020521180726
13839UKWH00005B/2239

9 782329 151885